DE L'ANALGÉSIE

ET DE L'EMPLOI THÉRAPEUTIQUE

DES MÉTAUX A L'EXTÉRIEUR

PAR LE DOCTEUR J. PERRY.

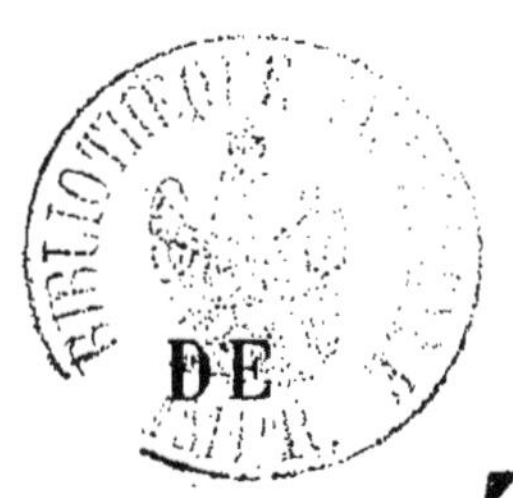

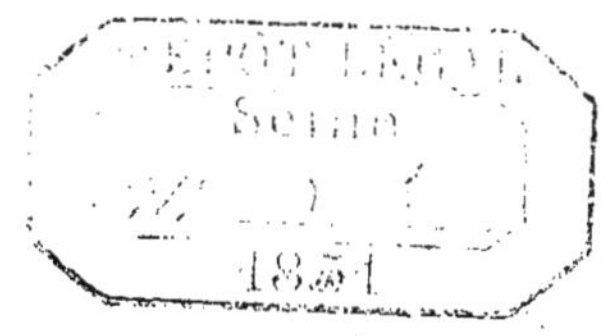

MÉMOIRE LU AU CONGRÊS HOMOEOPATHIQUE

TENU A PARIS

LE 5 SEPTEMBRE 1851.

Messieurs,

Deux faits se sont produits depuis peu dans la science qui m'ont paru dignes de vous être signalés. Le premier est la constatation qui a été faite d'une insensibilité plus ou moins complète, plus ou moins étendue, de la peau, et souvent des membranes muqueuses dans la plupart des affections nerveuses. Or, vous voyez de suite que ce fait appartient à la pathologie et rentre de droit dans le champ des symptômes que le médecin homœopathe peut avoir intérêt à observer. Le second est l'application des métaux à la peau pour combattre cette insensibilité et les affections nerveuses dont elle dépend. J'espère vous montrer, messieurs, par les détails dans lesquels j'entrerai tout à l'heure, les liens étroits qui rattachent ce nouveau procédé curatif à l'homœopathie, et quel parti nous en pouvons tirer, tant au point de vue de l'expérimentation pure qu'à celui de la thérapeutique homœopathique.

Il y a cinq ans environ (1), le docteur Gendrin, dans une

(1) Le 11 août 1846.

lettre à l'Académie de médecine, établit la preuve que l'*anesthésie* est un symptôme constant de l'hystérie ; idée qui fut
développée par un élève du docteur Gendrin, le docteur Hen-
rot, dans sa thèse inaugurale (en 1847). Un an après (en
1848), le docteur Beau, dans un intéressant Mémoire intitulé :
Recherches cliniques sur l'anesthésie, a démontré que l'*anesthésie* se lie, non-seulement à l'hystérie, mais aussi à l'hypocondrie, aux coliques saturnines, à certaines lypémanies,
au délire nerveux qui complique les fièvres traumatiques ou
qui survient à la suite des grandes opérations chirurgicales,
et il en a admis comme probable l'existence dans le scorbut,
la pellagre, la *colique de Madrid*, la *colique végétale* et le *bé-
ribéri de l'Inde.*

Allant plus loin que le docteur Beau, et se fondant sur une
observation attentive poursuivie pendant plusieurs années
dans les hôpitaux de Paris, le docteur Burq, dans une thèse
remarquable qu'il a soutenue l'année dernière à l'école de
Médecine de Paris, a établi l'existence de l'*anesthésie*, non-
seulement dans les maladies où elle avait déjà été admise par
M. Beau, mais encore dans toutes les névroses, telles que la
migraine, la gastralgie, les diverses névralgies rhumatismales
ou autres, et peut-être dans toutes les affections auxquelles se
lient quelques symptômes nerveux bien marqués. Il excepte
cependant l'épilepsie et la chorée, dans lesquelles l'*anesthésie*
n'est ordinairement que passagère.

Le mot *anesthésie* n'est pas nouveau dans la science ; il y
en a dans le grand *Dictionnaire des sciences médicales* une
définition donnée par notre respectable président, le docteur
Pétroz, lequel indique en même temps les causes qui peuvent
la produire, telles que la compression des nerfs, une commo-
tion, etc. Mais l'auteur n'avait en vue, dans cette définition,
que l'insensibilité d'une partie ou de la totalité du corps constituant à elle seule un état pathologique. Ce n'est pas de
celle-là que veulent parler les deux médecins que j'ai cités,
mais de cette insensibilité générale ou partielle de l'enveloppe
cutanée et muqueuse qui était demeurée inaperçue jusqu'ici,
bien qu'elle existe à un degré quelquefois extraordinaire dans

un nombre considérable de maladies, souvent même dans des cas où les sujets croient jouir d'une santé parfaite. Cette insensibilité elle-même se présente sous deux aspects qu'il importe de connaître.

Les recherches de M. Beau et de M. Burq démontrent l'existence à l'état physiologique de deux sortes de sensibilités : la sensibilité de tact, c'est-à-dire celle qui fait que l'on sent le contact des corps, leur température, leur degré de sécheresse et d'humidité, et cette autre sensibilité qui fait percevoir la douleur lorsqu'on pique, qu'on incise, qu'on brûle, etc., la peau et les tissus plus profonds. Ces deux sensibilités que l'on avait confondues jusqu'ici et considérées comme identiques, sont parfaitement distinctes, ainsi que le montre l'observation clinique par laquelle on reconnaît que l'une de ces deux sensibilités peut s'affaiblir et s'éteindre même complétement, tandis que l'autre reste intacte.

La sensibilité qui disparaît toujours la première est, contrairement à ce que l'on aurait pu présumer, la *sensibilité de douleur*; l'autre, la *sensibilité de tact*, ne s'éteint qu'en dernier lieu. De sorte que l'on voit cet étrange phénomène d'un sujet que l'on pique profondément, que l'on pince, que l'on brûle sans qu'il éprouve la moindre douleur, tandis qu'on ne peut promener une barbe de plume sur les mêmes points de la peau sans qu'il le sente parfaitement.

La *sensibilité de tact* finit elle-même par s'éteindre lorsque l'*insensibilité de douleur* est arrivée à son plus haut degré et a envahi toute la profondeur des parties qu'elle atteint ; c'est alors, comme le dit M. Burq, qu'on peut voir un membre tout entier devenu si complétement insensible, qu'il paraît comme étranger au corps, à ce point qu'on le brûle ou le déchire sans que le sujet auquel il appartient en soit averti autrement que par ses yeux, et que, si ses yeux sont bandés, il ait la plus grande peine à retrouver avec sa main la place qu'occupe ce membre lorsqu'on le change d'attitude.

La première insensibilité, l'insensibilité à la douleur, a reçu de M. Beau le nom d'*analgésie* ; la seconde, qui n'intéresse que le tact, conserve le nom d'*anesthésie*.

J'emprunte à la thèse du docteur Burq les détails suivants sur la marche, les caractères et les conséquences physiologiques et pathologiques de ces deux insensibilités.

« L'*analgésie* et l'*anesthésie* s'avancent toujours des parties superficielles vers les parties profondes, à peu près uniformément pour une même région. Au lieu de s'étaler et de gagner de proche en proche, comme une inflammation, tant qu'elles ne sont pas devenues générales, elles laissent entre les parties qu'elles affectent, non-seulement des surfaces, mais même des points extrêmement sensibles à côté d'autres qui ne le sont plus.

« Elles ne respectent aucune des régions du corps directement accessibles à nos moyens d'exploration, et peuvent, à n'en pas douter, atteindre tous les viscères qui reçoivent des nerfs du sentiment.

« On les remarque d'abord aux membres supérieurs, à la région externe des avant-bras, beaucoup moins souvent aux jambes, et exceptionnellement sur le tronc ; nous ne les avons jamais vues débuter par les muqueuses.

« Leur disposition peut être telle qu'il existe une *hémi-analgésie* ou une *hémi-anesthésie* simple ou croisée, ou qu'il existe une *paranalgésie* ou une *paranesthésie*. Mais ce qu'on remarque le plus souvent, c'est une *analgésie* ou une *anesthésie* des deux bras indistinctement, plus forte à droite ou à gauche. Des bras, l'insensibilité se porte aux jambes ; mais alors, si le tronc et les muqueuses avaient été épargnés, ils ne tardent pas à cesser de l'être ; la face ne se prend ordinairement que plus tard.....

« L'*analgésie* a de la tendance à se généraliser ; mais ce n'est qu'en face des progrès incessants de la névrose qui a donné lieu à son altération, que la sensibilité, après avoir longtemps lutté, se décide enfin à quitter certaines parties du corps ; ses derniers refuges sont : 1° le creux épigastrique ; 2° les angles inférieurs des omoplates ; 3° la plante des pieds et la paume des mains.

« Les caractères essentiels de l'*anesthésie*, dit encore M. Burq, sont une mobilité extrême qui n'est égalée que par

celle de la maladie, hystérie, hypocondrie, etc., dont elle est
le symptôme ; de procéder par places, de la périphérie au
centre ; de n'affecter le plus souvent qu'une partie de la sensibilité, et de laisser ordinairement des lacunes et des ano-
malies qui ne permettent de la rapporter à aucune affection
organique ; d'exister avec un cortége de symptômes (les trou-
bles du système nerveux) dont elle mesure et règle la marche
de concert avec un autre signe l'*amyosthénie* (ou faiblesse
musculaire), et de partager avec celle-ci la propriété remarquable de disparaître entièrement sous l'influence de l'application répétée de certains métaux. »

Comme conséquences physiologiques de l'*analgésie* et de
l'*anesthésie*, M. Burq indique la diminution et jusqu'à l'abolition de la sensibilité aux qualités des divers agents chimi-
ques ou physiques capables de produire la sensation de douleur ou de plaisir ; par conséquent, l'abolition du goût, de
l'odorat, de la vue, et même du sentiment des besoins natu-
rels dont les diverses parties sont le siége, tel que le besoin
de la défécation, de la miction, etc.

Comme conséquences pathologiques directes, il indique,
dans toute la partie où règne une *analgésie* très-prononcée,
un abaissement de température assez considérable, une transpiration souvent très-abondante, une diminution dans la circulation périphérique des plus marquée qui fait que les piqûres même profondes ne donnent quelquefois que peu ou
pas de sang.

Nous avons dit tout à l'heure qu'un autre phénomène qui
se liait constamment à l'*analgésie* était la faiblesse musculaire,
à laquelle M. Burq propose de donner le nom d'*amyosthénie*,
nom qui a déjà eu cours dans la science. Elle s'offre, en effet,
dans les mêmes conditions que l'*analgésie*. « Comme celle-ci,
dit M. Burq, elle peut manquer ou occuper seulement un
membre, ou exister seule. Lorsqu'elles sont toutes deux réu-
nies, c'est l'*amyosthénie* presque toujours qui s'est montrée
la première. Plus souvent que l'*analgésie*, elle débute par les
membres pelviens, et, dans un certain nombre de cas, elle
paraît les affecter de préférence.

« Les caractères essentiels de l'*amyosthénie* sont à peu près les mêmes que ceux de l'*anesthésie*; mais elle est moins mobile, et a une tendance à la fixité de laquelle peut résulter quelquefois une difficulté pour le diagnostic. »

Vous le voyez, messieurs, ces données sont neuves; elles établissent des rapports inaperçus jusqu'ici entre les affections nerveuses et un groupe de symptômes qui n'avaient pas été non plus suffisamment remarqués. La sensibilité de la peau se trouve par là transformée en signe pathognomonique des névroses, et permet d'en mesurer l'intensité comme les battements artériels permettent de mesurer la réaction fébrile; la sensibilité devient ainsi, suivant l'heureuse expression du docteur Burq, *le pouls des affections nerveuses.*

Il convient d'indiquer par quels moyens on arrive à constater sûrement les divers degrés d'altération de la sensibilité et de la motilité.

L'*anesthésie*, ou défaut de sensibilité de tact, se constate en appliquant légèrement un corps moussé, le bout du doigt, par exemple, ou en promenant une barbe de plume sur les points de la peau qu'on veut explorer. Il faut avoir soin alors de faire détourner la tête au sujet, ou de lui couvrir les yeux pour que, en ne le supposant pas de mauvaise foi, il ne confonde pas la sensation de la vue avec celle du tact, et ne croie pas sentir les attouchements qu'il ne ferait que voir. Sur la muqueuse oculaire ou sur celle de l'arrière-gorge, l'anesthésie peut être démontrée lorsque, en promenant une barbe de plume sur la conjonctive, ou en y déposant un grain de tabac, on ne provoque ni clignotement, ni larmoiement, ou lorsque, en titillant de diverses manières la luette, on n'excite aucune contraction du pharynx.

Pour constater l'*analgesie*, on se sert d'une aiguille, autant que possible longue et fine, soit en acier, soit en platine ou en or. On l'enfonce dans la peau un peu obliquement, comme si on voulait en coudre un pli. Quand l'épaisseur du derme est traversée, on continue de plonger l'aiguille jusqu'à ce que la pointe sorte de l'autre côté, en traversant de nouveau le derme de dedans en dehors. On appelle piqûre du *premier pli* lorsque la pointe de l'aiguille traverse le derme de dehors en dedans, et piqûre du *second pli* lorsqu'elle le traverse de dedans en dehors. Le premier pli peut être insensible à la piqûre, tandis que le second pli conserve toute sa sensibilité, cela se voit lorsque l'*analgésie* est encore peu marquée, au moins dans le point qu'on explore. A un degré plus avancé, les deux plis sont insensibles, et alors on peut littéralement coudre la peau, même profondément, sans produire la moindre douleur. Il faut bien distinguer, quand on se livre à ce genre d'exploration, les différentes sensibilités qui peuvent être mises en jeu par la piqûre. Pour cela, il ne faut pas se contenter de demander au sujet s'il sent la piqûre, mais bien si elle est douloureuse, car, ainsi que je l'ai exposé plus haut, l'*analgésie* est loin d'entraîner toujours l'*anesthésie*, de sorte que l'on peut très-bien sentir qu'une aiguille pénètre dans la peau, sans en éprouver pour cela une douleur. Ceci explique un phénomène qui a beaucoup étonné dans les premiers temps où l'on a mis en usage l'éthérisation : des sujets éthérisés, soumis à une opération chirurgicale, entendaient qu'on leur parlait, sentaient le bistouri crier sur leurs chairs, et ne souffraient cependant point de l'incision. Il y avait, dans ce cas, abolition de la sensibilité de douleur, *analgésie*, mais pas encore abolition de la sensibilité de tact : l'*anesthésie* n'était pas complète.

Il y a plus : j'ai vu des sujets chez lesquels la piqûre et le pinçon, même le plus vigoureux, produisaient une sensation plutôt agréable que désagréable. J'ai même rencontré un homme qui éprouvait une sensation toute voluptueuse à se faire arracher les cheveux, et même les poils de la barbe.

Si l'on se rappelle que l'*analgésie* se prononce d'abord aux avant-bras, et que, en général, elle est très-irrégulièrement répandue à la peau ; que, à côté de points insensibles, il y en a souvent qui jouissent d'une sensibilité parfaite, on comprendra qu'il ne faut pas se contenter d'une ou deux piqûres pour juger si un sujet est *analgésique*, mais qu'il faut avoir soin de piquer çà et là, aux avant-bras d'abord, puis sur le dos des mains, puis aux bras, etc., en observant avec

*

soin l'effet qui en résulte. Si le premier contact de la pointe de l'aiguille produit la sensation normale de la piqûre, il n'est pas nécessaire de l'enfoncer davantage, on passe outre, et l'on reconnaît très-rapidement ainsi l'existence des points *analgésiques* dans lesquels seulement on a besoin de plonger l'aiguille pour reconnaître si l'*analgésie* existe au premier pli de la peau ou aux deux plis à la fois, et si elle est complète ou incomplète. Tout cela peut paraître compliqué et délicat au simple énoncé, et se réduit en définitive à une opération extrêmement prompte et facile, sans nul inconvénient pour celui qui la subit. Quand on a affaire à des sujets pusillanimes, ou qui pourraient être disposés à exagérer leurs sensations, il est prudent de leur faire détourner la tête pour qu'ils ne soient point avertis par la vue, du moment où l'aiguille pénètre dans la peau.

J'ai conseillé d'introduire l'aiguille obliquement dans la peau, c'est-à-dire dans une position telle qu'elle fasse un angle très-aigu avec la surface du membre, parce que cette piqûre est celle qui excite le moins de douleur, tandis que l'aiguille enfoncée perpendiculairement à la peau en produit une beaucoup plus vive. Il convient donc, pour graduer l'exploration, de commencer par le premier mode, et de ne recourir au second que quand on veut s'assurer que l'*analgésie* est complète ou très-prononcée. Il y a encore pour cela une autre raison, c'est que si l'on excite brusquement la sensibilité de la peau en un point, elle peut s'éveiller instantanément dans toutes les parties voisines, de sorte que l'*analgésie* y disparaisse pour quelques moments ; l'exploration donnerait alors des résultats erronés.

J'ai dit que le pinçon peut s'employer aussi pour constater l'insensibilité ; mais, comme il produit souvent une plus forte douleur que la piqûre, il vaut mieux, par les raisons que je viens d'exposer, le réserver pour les cas où l'*analgésie* est prononcée.

Quant à la brûlure avec le cautère transcurrent dont on n'a pas craint de faire usage, je n'ai pas besoin de dire qu'il est pour le moins inutile d'y avoir recours.

L'*amyosthénie*, ou faiblesse musculaire, lorsqu'elle est considérable, se constate aisément : nous savons tous comment on s'assure du plus au moins de force de la main d'un paralytique. Mais, lorsqu'il s'agit de reconnaître des différences moins tranchées, ce moyen ne saurait plus suffire. Le docteur Burq a imaginé, pour cela, un petit dynamomètre très-commode, qui permet de mesurer des différences de deux cent cinquante grammes, dans la pression de l'une ou l'autre main. Quoique le rapport de la force d'un sujet avec sa stature et le développement apparent de ses muscles soit bien loin d'être régulier et constant, on peut toujours du moins l'évaluer approximativement, et, si le degré de pression qu'il fournit est de beaucoup au-dessous de celui qui semblait probable, on peut assurer qu'il y a de l'*amyosthénie*, surtout quand il existe une *analgésie* plus ou moins marquée, ces deux phénomènes marchant presque toujours ensemble.

Maintenant, messieurs, que je vous ai entretenus de l'*analgésie*, de sa valeur séméiotique, de ses rapports avec l'*amyosthénie*, et des moyens de constater l'une et l'autre, il me reste à vous apprendre quels moyens thérapeutiques nouveaux ont été proposés pour les combattre, quels résultats ils ont donnés jusqu'ici, ce que j'en ai observé moi-même, et à faire ressortir les rapports que je vous ai annoncés entre cette thérapeutique et l'homœopathie.

M. Burq, se fondant sur un grand nombre d'expériences, a proposé, pour combattre l'*analgésie* et l'*amyosthénie*, et, par suite, les affections nerveuses qui en dépendent, l'application sur la peau de plaques de métal. « Le meilleur agent, dit-il, qui paraisse exister, celui dont l'action ne manque presque jamais, est un métal, bon conducteur de l'électricité, qui, suivant certaines affinités mystérieuses et inconnues, se trouve être tantôt du cuivre, tantôt de l'acier, d'autre fois de l'argent, de l'or, etc., moins souvent du platine, et quelquefois un alliage défini de deux ou trois métaux. » Dans une note, remise à l'Académie des sciences le 4 février 1850, M. Burq entre dans les détails suivants sur les effets produits par les applications métalliques :

« *Premier phénomène*. Au bout d'un temps variable pour une première fois, peut être d'une heure, mais qui, à mesure qu'on renouvelle les applications, va toujours en diminuant jusqu'à ne plus être que de quelques minutes ou de quelques secondes, le malade ressent un *fourmillement* sous l'anneau. Les *fourmis*, pour nous servir d'une expression habituelle aux malades, ne restent que rarement bornées, même une première fois, à la partie touchée par le métal ou à son voisinage; le plus souvent elles gagnent le reste du membre, de celui-ci vont à la tête, et quelquefois s'irradient vers le tronc.

« 1° Le fourmillement n'est pas constant, il peut manquer, et cependant le second phénomène dont nous allons parler peut être observé. Cela se rencontre surtout lorsque les modifications de la sensibilité sont légères, ou même profondes, mais passagères ; par exemple, dans la fièvre typhoïde ;

« 2° D'autres fois le fourmillement est peu sensible à la première épreuve; mais il ne tarde pas à le devenir aux épreuves suivantes ;

« 3° Au lieu d'être partiel, il devient général, lorsque, dans les cas de paralysie générale, on multiplie les surfaces métalliques.

« *Deuxième phénomène*. Retour de la sensibilité. L'apparition des fourmis nous a toujours annoncé jusqu'ici le retour de la sensibilité ; nous avons pu toujours, en effet, la constater partout où cette sensation devenait manifeste.

« Toutefois, il est rare de voir la sensibilité reparaître complétement dès le premier jour ; le plus souvent alors on rencontre encore des points *anesthésiques* à côté d'autres points qui ont cessé de l'être, ou des parties sur lesquelles la sensibilité est encore assez obtuse pour qu'il soit nécessaire d'appuyer fortement l'épingle exploratrice pour en déterminer la manifestation.

« Quelquefois le sentiment du tact reparaît seul, et il reste l'*analgésie*.

« Mais bientôt l'obscurité du phénomène cesse, et, après cinq ou six applications faites pendant plusieurs heures à un ou deux jours d'intervalle, ordinairement la sensibilité redevient normale.

« *Troisième phénomène*. Chaleur. Quelque temps après le retour de la sensibilité, on observe un troisième phénomène non moins intéressant que les deux autres, et qui consiste dans une sensation de chaleur qui, comme les fourmillements et la sensibilité, s'irradie du métal vers les parties voisines, et a, comme elle, son maximum d'intensité sous le métal.

« Cette sensation est quelquefois telle, que quelques malades nous ont accusé de les toucher avec un corps chaud. Du reste, les malades ne sont pas les seuls à ressentir la chaleur, l'observateur peut souvent en constater les effets à la main et au thermomètre.

« Nous avons vu des hystériques qui, après avoir gardé quelques heures toute une armature, éprouvaient une sueur abondante en même temps qu'une faiblesse générale...

« Disons aussi que cette faiblesse n'est pas particulière aux malades dont nous venons de parler ; on l'observe encore, accompagnée le plus ordinairement d'un *brisement des membres*, chez la plupart de ceux qui, malades ou bien portants, s'appliquent une armature pendant huit à douze heures de suite. »

Tels sont les effets généraux que M. Burq a consignés, et, dans les expériences déjà nombreuses auxquelles je me suis livré sur ce sujet depuis plusieurs mois, je les ai vérifiés tous ; je puis dire qu'ils sont à peu près constants, quoiqu'à des degrés divers. Le phénomène qui ne manque jamais, quand le métal est approprié au sujet, c'est la chaleur, et une transpiration plus ou moins abondante sous le métal, parfois au delà sur le membre qui porte le métal, quelquefois même à tout le corps. Les fourmillements sont beaucoup moins fréquents ; j'ai vu le métal produire tout ce qu'on en pouvait attendre sans que ce phénomène se fût montré. En revanche, j'ai observé maintes fois, soit des picotements, soit un prurit très-vif, non-seulement sous le métal, mais aux alentours ; du reste, on retrouvera tout à l'heure, dans les quelques observations que je vais rapporter, les principaux faits de ce genre.

Le premier sujet sur lequel j'ai expérimenté a été moi-même. Étant souvent incommodé par des migraines et quelques autres symptômes de nature névralgique, je fus curieux d'explorer ma sensibilité : ma surprise fut grande de me voir traverser la peau des avant-bras, des bras, des épaules, sans éprouver la moindre douleur, sauf en quelques points où la piqûre était un peu sensible. Je me trouvais même au nombre de ceux dont je vous parlais tout à l'heure, sur lesquels la piqûre produit une sorte d'agacement ou de frissonnement chatouilleux qui se répand jusqu'à la racine des cheveux et cause une sensation plutôt agréable que désagréable. Il en était de même du pinçon. Les piqûres même profondes n'amenaient pas une goutte de sang. L'*amyosthénie* était en rapport, je ne donnais au dynamomètre que 19 kilog. par la pression de la main droite et 17 kilog. par celle de la main gauche ; pression médiocre même pour mon apparence extérieure, et qui était de beaucoup au-dessous de celle que je devais atteindre, ainsi qu'on va le voir.

Nous procédâmes à la recherche du métal qui devait me convenir. Pour cela, afin de pouvoir essayer plusieurs métaux à la fois, on se sert de petites lames minces et flexibles de six à sept centimètres de long sur un et demi à deux centimètres de large. Les métaux le plus usités sont le cuivre rouge, le cuivre jaune (qui est, ainsi que chacun sait, un alliage de cuivre et de zinc à des proportions qui varient et qui constituent autant de variétés de cuivre jaune), l'acier d'Allemagne, l'acier anglais, la tôle, le melchior, le zinc, l'argent et l'or à divers titres, le platine (1). On entoure la première phalange de chaque doigt avec un anneau différent ; on tient les mains légèrement couvertes, à moins que la température

---

(1) Il est évident que là ne se borne pas la liste des métaux ni des combinaisons dont on peut faire usage ; j'indique seulement les plus usités ; on peut les multiplier beaucoup, et il y a certainement intérêt à le faire. Il y a, en effet, un alliage qui rend parfois de très-grands services, c'est le métal des cloches, qui est très-complexe. Les *gros sous* de la première République sont composés de ce métal, et deviennent par là un moyen à la portée de tous pour essayer cette combinaison.

ambiante ne soit assez élevée. Au bout d'un temps qui varie entre quelques minutes et une demi-heure à une heure, si l'un des métaux qui entourent les doigts se trouve approprié au sujet, il doit produire un développement de chaleur plus ou moins marqué, parfois du fourmillement ou quelque autre sensation anormale, et l'exploration faite en piquant légèrement la face dorsale des doigts au-dessus des anneaux doit faire reconnaître une sensibilité plus vive au doigt qui est le siége du développement de la chaleur ou des autres phénomènes.

Des divers anneaux qui me furent appliqués, le melchior et l'acier d'Allemagne produisirent seuls et à peu près au même degré un développement de chaleur et de sensibilité. Sur cette donnée, le 6 mai au soir, nous appliquâmes à l'avant-bras gauche le melchior, et à l'avant-bras droit l'acier d'Allemagne (1).

Au bout d'un quart d'heure, la force de pression de la main droite, mesurée au dynamomètre, s'était élevée de 19 kilog. à 24, et celle de la main gauche de 17 à 19 1/2. En même temps, la sensibilité avait notablement augmenté à droite ; en plusieurs points elle était devenue normale. A gauche, il n'y avait pas eu d'augmentation marquée dans la sensibilité.

Au bout d'une heure d'application des deux métaux, les piqûres faites au bras droit causaient, sous l'acier, une cuisson assez vive, celles sous le melchior restaient indolentes.

Je conservai les mêmes plaques toute la nuit. La transpiration fut plus abondante sous l'acier que sous le melchior.

L'acier d'Allemagne paraissait donc plus approprié que le melchior, puisque l'action en avait été beaucoup plus marquée.

(1) Pour appliquer le métal aux membres, on se sert de plaques de neuf à dix centimètres de haut sur une largeur proportionnée au volume du membre, de façon que le métal s'applique assez exactement sur toute la portion du membre qu'il embrasse. Ce sont ces plaques circulaires que nous appelons aussi anneaux, bracelets ; leurs dimensions peuvent être plus ou moins considérables que celles que je viens d'indiquer, sans qu'il y ait préjudice pour l'expérience.

Je suspendis les applications pendant trois jours, et interrogeai dans cet intervalle la force musculaire et la sensibilité.

Le 8, la force du bras droit restait un peu plus considérable qu'avant l'application de l'acier, elle était de 20 kilog., et la sensibilité restait presque normale en plusieurs points ; à gauche, au contraire, la force était redescendue au point de départ, 17 à 17 kilog. 1/2 ; l'analgésie était complète.

Le 9 au matin, sans nouvelle application, la force à droite s'était élevée à 25 kilog., tandis qu'à gauche elle était à peine au-dessus du chiffre de la veille, 17 kilog. 1/2. Même état de la sensibilité que le 8.

Le 9 au soir, je fis l'application d'un bracelet d'acier d'Allemagne à chaque avant-bras, et les conservai toute la nuit. Le lendemain et le jour suivant, j'éprouvai dans les deux bras une sensation de plénitude, de chaleur généreuse et de force. La pression donnait 24 kilog. à droite et 20 kilog. 1/2 à gauche. La sensibilité faisait aussi des progrès marqués.

Le 14, sans cause appréciable, l'analgésie revint en partie, et, en même temps, la force musculaire baissa notablement, il n'y eut plus que 21 kilog. à droite et 15 kilog. à gauche.

Puis, le 15, une nouvelle application d'une demi-heure seulement fit monter la pression à 27 kilog. à droite et à 25 kilog. à gauche, et ranima la sensibilité.

Je ne vous fatiguerai pas, messieurs, du détail de toutes les oscillations que j'observai chez moi, dans la force et la sensibilité, pendant cinq semaines que je continuai cette expérimentation, en variant de diverses manières le mode et la durée des applications de l'acier. Ces détails trouveront leur place ailleurs, je me bornerai à vous dire que, à partir du 6 mai, jour où je commençai les expériences, jusqu'au 14 juin, la force de pression s'était élevée graduellement de 19 kilog. à 51 pour la main droite, et de 17 à 50 pour la gauche ; et que des deux côtés la sensibilité était redevenue presque normale. Aujourd'hui encore, bien que je n'aie fait depuis lors aucune application, j'ai conservé presque entier le bénéfice acquis dans la force musculaire, qui ne varie que entre 27 et 50 kilog. pour l'une et l'autre main ; mais la sensibilité a beaucoup diminué, et quelques applications seront nécessaires pour la ramener.

En outre de ces effets, le métal a développé chez moi différents symptômes que je ne ferai qu'indiquer ici pour ne pas abuser de votre attention. De tous ces effets, les plus saillants ont été l'agitation nocturne avec chaleur, vive surtout à la face, aux oreilles et aux extrémités, où se firent même sentir des pulsations artérielles ; l'aggravation de l'hémicranie frontale droite dont je suis parfois tourmenté, et que le métal avait paru d'abord faire cesser ; la reproduction de tiraillements d'estomac, auxquels je suis sujet, mais qui étaient devenus très-rares, depuis près d'un an, avant l'emploi du métal ; de l'inappétence ; des douleurs lancinantes pulsatives peu prolongées, une fois dans le trajet du nerf sciatique, une autre fois au front, une autre fois à la face interne de la cuisse droite ; des pollutions nocturnes fréquentes ; et, plus que tout cela, un état général de malaise, une sorte d'aggravation de toutes les tendances douloureuses de l'organisme lorsque j'avais conservé le métal trop longtemps ou que j'en avais réitéré les applications plusieurs jours de suite. Ce fut au point que j'en pris une sorte d'aversion, et que je renonçai pour quelque temps à en faire usage. Mais je dois dire que ces inconvénients tinrent à l'abus que je fis des applications métalliques, dont j'ignorais la puissance pathogénétique. Depuis, j'ai pu me convaincre, sur un grand nombre de sujets, que ces métaux produisent des effets primitifs, même énergiques, et que la promptitude et l'intensité de leur action sont incomparablement plus grandes chez les sujets qui ont été soumis, pendant un certain temps, au traitement homœopathique. M. Burq, qui n'est point homœopathe, qui était même fort éloigné d'attribuer à nos médicaments la moindre puissance, n'a pas tardé à reconnaître que, tandis qu'il pouvait impunément appliquer des *armatures* complètes pendant six ou même douze heures de suite, à ses malades ordinaires, il ne pouvait, sur ceux qui avaient été soumis au traitement homœopathique, prolonger les applications au delà d'une demi-heure à une heure. Il en a même rencontré un petit nom-

bre, une dame entre autres, que lui avait adressée le docteur
Pétroz, qui, au bout de deux ou trois minutes, était agitée
outre mesure par le métal. Cette particularité me paraît digne
d'être signalée ; et les praticiens homœopathes qui voudront
essayer sur leurs malades l'emploi des métaux devront ne
point la perdre de vue s'ils ne veulent s'exposer à produire
des perturbations fàcheuses, ou des aggravations pour le
moins inutiles. Ces inconvénients seront faciles à éviter si
l'on a soin de n'appliquer les métaux que pendant quelques
minutes, et de diminuer les surfaces des plaques ou bracelets,
que je crois, tels que nous les employons, beaucoup trop
considérables.

Le second sujet que je soumis à l'expérimentation fut un
jeune homme de vingt-deux ans, d'une constitution lymphatique, nerveuse, délicate, qui était sujet à une gastralgie et
à des migraines.

Il nous offrit une analgésie complète à la piqûre sur la face
externe de l'avant-bras, incomplète sur la face interne ; sensibilité normale aux doigts ; analgésie complète au pinçon. La
force de la main gauche (il est gaucher) était de 24 kilog.;
celle de la main droite de 17 kilog.

Nous lui appliquâmes le cuivre jaune à l'avant-bras droit,
rien au côté gauche. Au bout d'un quart d'heure, la force du
côté droit était montée de 17 kilog. à 22. Celle du côté gauche
n'avait pas varié. La sensibilité, à l'avant-bras droit, était
devenue normale en plusieurs points. et même, sur la partie
de la peau que le métal avait recouverte, la sensibilité était
excessive.

Nous transportâmes l'anneau de cuivre sur l'avant-bras
gauche, et, une demi-heure après, celui-ci reprenait de la
sensibilité ; en même temps, la force de la main gauche s'é-
levait de 24 à 52 kilog.; la main droite conservant le bénéfice
de 5 kilog. qu'elle avait acquis précédemment.

Au bout de huit jours, pendant lesquels les applications
n'eurent lieu que deux ou trois fois pendant quelques heures
à peine, la sensibilité était devenue normale, et la force variait de 25 à 27 kilog. pour la main droite, au lieu de 17 qu'elle

avait avant le traitement, et de 55 à 55 kilog. pour la main gauche, au lieu de 24.

Nous n'observâmes, du reste, aucun symptôme primitif un peu saillant.

Messieurs, ces deux observations, auxquelles j'en pourrais ajouter bien d'autres, montrent avec quelle rapidité les applications métalliques agissent pour ramener la sensibilité et la force musculaire, lorsque le choix du métal a été convenablement fait. Dans celle qui m'est propre, vous avez aperçu en outre quelques symptômes primitifs, mais peu tranchés. Dans les observations qui vont suivre, les symptômes primitifs se produiront d'une manière beaucoup plus tranchée, les uns partiels, les autres généraux.

Une demoiselle de quarante et quelques années était en traitement pour des crampes d'estomac et quelques accidents nerveux, caractérisés surtout par des spasmes avec tendance à la syncope. Il y avait une analgésie complète des deux membres supérieurs, et une faiblesse musculaire notable. J'essayai inutilement divers métaux avant d'arriver à l'acier d'Allemagne, dont j'appliquai un anneau à chaque avant-bras.

Au bout d'une demi-heure, la pression avait augmenté de 5 kilog. au côté droit et de 1 1/2 au côté gauche; la sensibilité était devenue extrêmement vive aux avant-bras et aux mains. En même temps, il y avait dans la main gauche des picotements qui furent en augmentant, à mesure que se prolongeait l'application; il s'y joignait une chaleur vive et une sueur abondante qui perlait et ruisselait sur toute la main, à partir d'un peu au-dessus du poignet. Dans toute la face interne du petit doigt et dans celle de la première phalange de l'index se faisaient sentir des douleurs crampoïdes très-vives; ces deux doigts étaient turgescents et très-douloureux à la pression. A ces symptômes de la main se joignait une grande agitation, un besoin de se lever de sa chaise, d'aller, de venir; de la sécheresse et un goût acide dans la bouche, et une sensation de rudesse de la langue.

Il est à remarquer que rien ne se fit sentir au côté droit, où la force musculaire augmenta beaucoup plus que de l'autre côté.

A une seconde épreuve, peu de jours après, l'acier d'Allemagne ayant été appliqué au bras droit, l'action fut beaucoup moins intense ; mais il y eut cependant de la chaleur, des fourmillements et de la sueur à la main de ce côté.

Je fis appliquer alors les anneaux aux deux avant-bras tous les soirs, au lit, pendant deux heures. Mademoiselle X... ressentit chaque fois, mais seulement après qu'elle avait enlevé les anneaux, des fourmillements picotants, comme une sorte d'engourdissement dans toute la main et un peu dans l'avant-bras gauches, à un moindre degré du côté droit. Ces symptômes persistaient jusqu'au lendemain soir, où elle recommençait l'application. La force musculaire était montée, à droite, de 1 1 kilog. 1/2 à 20 1/2, et à gauche, de 11 1/2 à 14. La sensibilité était redevenue normale. Mais, ce qui me surprit, c'est que néanmoins l'état général devenait de moins en moins satisfaisant ; les maux de tête, dont la malade avait cessé de souffrir sous l'influence du traitement homœopathique, revenaient ; les spasmes avec syncope se reproduisaient avec plus de fréquence, et elle éprouvait de grands malaises. Je fis cesser l'application du métal, et, depuis, cette demoiselle a été promptement soulagée ; elle jouit même, depuis quelques semaines, d'une santé parfaite que je ne puis considérer que comme une réaction salutaire de l'organisme après une aggravation due au métal.

M. L..., âgé de quarante et un ans, blond, lymphatique, recevait mes soins, depuis longtemps, pour des symptômes gastriques et des migraines avec congestion des yeux. Ces migraines avaient, par leur fréquence, amené une diminution considérable des forces ; la moindre fatigue du corps ou de l'esprit jetait le malade dans une extrême prostration, ramenait les migraines, et l'obligeait à garder le lit pendant plusieurs jours. Les améliorations obtenues par le traitement homœopathique avaient été quelquefois très-marquées ; mais elles ne se soutenaient pas, et je craignais beaucoup d'avoir affaire à une affection du cerveau qui dégénérât en un ramollissement. Je voulus essayer, quoique sans beaucoup d'espoir, les applications métalliques.

L'analgésie était complète aux membres supérieurs et très-marquée aux membres inférieurs. La pression était de 18 kilog. à droite et de 14 à gauche. Après quelques tentatives que je passe sous silence, je lui appliquai le cuivre jaune aux bras, aux avant-bras, aux cuisses et aux jambes. Au bout d'un quart d'heure, développement de chaleur à la tête, sueur sous les anneaux aux membres inférieurs, moindres aux membres supérieurs. Sensation de chaleur aux deux bras, surtout au gauche et à la jambe droite.

Les applications furent continuées chaque jour pendant une demi-heure à trois quarts d'heure ; les effets constants étaient les suivants : dès que le métal était appliqué, il se développpait une chaleur agréable aux pieds, une chaleur croissante sous les plaques de cuivre, laquelle variait d'intensité, tantôt aux membres inférieurs, tantôt aux supérieurs, tantôt d'une manière croisée : ainsi à la jambe du côté gauche et au bras du côté droit ; une sueur parfois très-abondante et qui variait aussi comme la chaleur ; parfois, des fourmillements aux pieds ; enfin, de la chaleur à la tête. Puis, si l'application se prolongeait au delà d'une demi-heure, de l'embarras à la tête, comme une menace de migraine, et une agitation croissante qui l'obligeait à ôter le métal.

Dans l'espace d'un mois, la force musculaire s'était élevée, à travers bien des oscillations, de 18 kilog. à 26 pour la main droite, et de 14 à 25 pour la main gauche. L'état général s'était également amélioré, d'abord d'une manière très-marquée, surtout à partir du jour où j'avais ajouté à l'*armature* une plaque de cuivre que je faisais appliquer sur l'épigastre. Mais, au bout de quelques semaines, le mieux, loin d'augmenter, diminuait ; les forces générales baissaient de nouveau, et les migraines revenaient. Je soupçonnai, d'après les faits du même genre que j'avais déjà vus, que le métal pouvait bien être la cause de cette aggravation ; j'en fis suspendre les applications. Depuis ce moment, les forces se sont graduellement relevées, il n'y a pas eu de migraines, et M. L...

est mieux qu'il n'a été depuis longtemps. Dès que cette amélioration cessera de se soutenir, je ferai appliquer de nouveau le cuivre, mais avec beaucoup plus de ménagements.

Si les effets primitifs du métal sont évidents dans les deux observations qui précèdent, et si l'aggravation des symptômes existants déjà, puis leur cessation lorsque le métal cesse d'être appliqué, semblent dès à présent établir un rapport homœopathique entre l'action du métal et l'état pathologique des sujets, ce rapport va devenir bien autrement manifeste dans les observations qui suivent.

Une dame de trente-deux à trente-trois ans, d'une constitution maladive, extrêmement nerveuse, mais pleine de réaction vitale, fut soumise à l'expérimentation. Chez elle, l'analgésie était considérable; elle s'étendait jusqu'au tronc, à l'épigastre même, que M. Burq indique comme le dernier refuge de la sensibilité : on y enfonçait impunément une aiguille à un ou deux centimètres de profondeur. La force de pression était de 15 kilog. 1/2 à la main droite et de 11 à la gauche.

Quelques anneaux de divers métaux ayant été appliqués aux doigts des deux mains, nous reconnûmes, au bout d'une demi-heure, une sensibilité vive à la piqûre sur le doigt médius droit, qui portait un anneau de cuivre jaune. L'anneau ayant été conservé pendant la nuit, il se développa dans ce doigt une vive chaleur et une douleur de brûlure qui s'étendait de bas en haut sur le dos de la main et remontait le long de la face externe de l'avant bras; elle était assez vive pour troubler le sommeil, et obligeait la personne à étendre le bras hors du lit pour se soulager.

Le surlendemain de ce premier essai nous appliquâmes un bracelet de cuivre jaune à l'avant-bras droit. La pression musculaire, qui était, comme l'avant-veille, de 15 kilog. 1/2 à droite et de 11 à gauche, s'éleva, au bout d'un quart d'heure, à 19 kilog. à droite et à 15 à gauche. La sensibilité était redevenue normale à la face interne des avant-bras, elle restait encore obtuse à la face externe.

Nous continuâmes les applications chaque soir, en ne nous

bornant plus à un seul anneau. Il en fut mis aux avant-bras, aux bras, aux jambes et aux cuisses. Cette *armature* était conservée toute la nuit. Les choses allèrent bien pendant quelques jours : la sensibilité redevenait normale, et la force musculaire monta graduellement à droite jusqu'à 22 et même 26 kilog., au lieu de 15 1/2 qu'elle avait d'abord, et à gauche jusqu'à 19, puis 22, au lieu de 11 ; ainsi la force avait doublé.

Madame X... se plaignait bien que le métal lui causait, pendant la nuit, une extrême agitation, de fortes chaleurs, une sorte de fièvre, des rêves anxieux et des coliques, surtout vers le point du jour. Mais, séduit par les progrès de la sensibilité et de la force musculaire, nous ne prenions pas garde à ces perturbations, qui acquirent bientôt une certaine gravité. Madame X... éprouvait de fortes coliques, des selles liquides irrégulières, des borborygmes continuels, de la dyspepsie, des spasmes ; elle était poursuivie d'anxiété, de terreurs soudaines, de pressentiments de mort, et en même temps par moments d'un dégoût profond de la vie. En un mot, son état était tellement semblable à celui dont elle avait été tourmentée pendant la durée du choléra, et qui avait offert au plus haut degré tous les caractères de la gastrose et de l'hypocondrie cholérique, qu'elle se persuada que le choléra était de nouveau à Paris. (Or, c'était en mai dernier, alors qu'il n'y avait encore aucune constitution médicale épidémique qui pût rendre compte de son état.) Nous fîmes cesser les applications du cuivre, et peu à peu les symptômes cessèrent sans que nous ayons eu recours à aucune médication.

Peut-être avez-vous fait déjà, messieurs, le rapprochement qui se présenta alors à mon esprit : le *cuivre*, que nous voyons dans cette observation provoquer tous les phénomènes que l'influence du choléra avait développés autrefois, chez le même sujet, est en homœopathie l'un des principaux médicaments pour combattre le choléra, dont il produit, pris à l'intérieur, la plupart des symptômes. N'est-ce pas aussi en se fondant sur cette homœopathicité que Hahnemann a conseillé, comme moyen préservatif, à l'époque de la première épidémie du choléra, une pratique déjà populaire dans certaines contrées, et qui consistait à porter sur l'épigastre une plaque de cuivre ? Ajoutez à cela, messieurs, que, dans un Mémoire à l'Académie, M. Burq a établi, par des observations nombreuses et authentiques recueillies dans les hôpitaux de Paris et sous les yeux de plusieurs chefs de services qui les ont confirmées de leurs témoignages, a établi, dis-je, que les applications du cuivre sur les membres sont un moyen certain de faire cesser immédiatement les crampes des cholériques, et souvent avec elles tous les symptômes graves qui les accompagnent.

Je termine ces observations en en citant brièvement deux que j'emprunte à la thèse du docteur Burq, et qui confirment de tous points la donnée que nous fournissent les trois précédentes. La première a été recueillie dans le service de M. Tardieu ; c'est celle d'une fille de vingt-six ans, atteinte de divers accidents hystérico-névralgiques ainsi que d'une métrorrhagie, et qui fut soumise aux applications du cuivre. Peu à peu tous les accidents disparaissent, les règles se reproduisent en quantité beaucoup plus modérée. La sensibilité et la motilité reviennent à leur degré normal. Mais, pour consolider la cure, on continue les applications de métal ; voilà que les symptômes commencent à reparaître, les étouffements, la roideur des membres, le gonflement de l'épigastre, le sentiment de strangulation, etc.; il n'y a pas encore néanmoins de convulsions.

On suspend pendant vingt-quatre heures l'application du métal, tout rentre dans l'ordre.

On applique de nouveau le métal ; nouvelle explosion des symptômes, avec plus d'intensité que l'avant-veille. — On suspend encore le traitement, la jeune fille redevient calme et se trouve bien. Enfin, une dernière application ramène tous les accidents précédents, et, de plus, les convulsions. On renonce alors à l'emploi du métal, et la santé n'est plus troublée.

La dernière observation, moins frappante que la précédente, est celle d'une dame, hystérique depuis longues années, qui fut délivrée d'hallucinations étranges et d'un commencement de folie avec *tendance au suicide* par l'application de l'*acier*, puis de l'*or*.

Je ne sais si je me fais illusion, messieurs, mais, dans les observations que je viens de vous rapporter, je ne puis voir autre chose qu'une action homœopathique exercée par les métaux qui ont été appliqués aux divers sujets. Sur chacun de ceux-ci, en effet, nous voyons ou une aggravation de leurs symptômes pendant l'application du métal, ou une réaction salutaire quand on a suspendu l'application, tout comme lorsque nous administrons à l'intérieur les agents homœopathiques. Ici, enfin, c'est l'or qui, appliqué à la peau, guérit une mélancolie avec tendance au suicide ; là, c'est le cuivre qui développe les mêmes symptômes que l'épidémie cholérique. Résultats inverses en apparence, mais pour nous identiques au fond, et qui se servent les uns aux autres de contre-épreuve.

Mais, en même temps que ces effets constituent de véritables aggravations et réactions homœopathiques, plusieurs d'entre eux, et j'aurais pu en citer un bien plus grand nombre, sont bien manifestement des effets primitifs produits par les métaux. On pourrait donc, par cette méthode des applications à la peau, rechercher les effets purs des métaux, et compléter de ce nouveau point de vue les pathogénésies obtenues par l'ingestion de ces mêmes substances dans les voies digestives. Du reste, ce ne serait pas seulement aux métaux que cette méthode pourrait s'appliquer : une foule d'autres substances gagneraient sans doute à être ainsi étudiées (1), car

---

(1) Des faits nombreux montrent quelle influence sur l'économie peuvent avoir des corps même inertes en apparence portés soit sur la peau, soit seulement dans les vêtements. Les divers préjugés populaires qui font attribuer des vertus préservatrices ou curatives à des médailles, des anneaux, des colliers, ou à des substances portées en sachets, à la couleur de certains vêtements, etc., ne sont pas toujours aussi erronés qu'ils nous paraissent. La plupart reposent sur des faits d'observation exacts, mais que l'ignorance a faussés en les interprétant mal ou en les généralisant trop. Le docteur Burq a exprimé, dans sa thèse, une opinion analogue.

Je ne puis m'empêcher de rappeler, comme se rapportant à ce sujet, les observations curieuses du docteur Alexandre Gérard, rapportées dans le tome **IV** de la *Revue de la médecine spécifique*, et relatives à la guérison

la manière dont agissent sur l'organisme les médicaments,
suivant qu'on les met en rapport avec la muqueuse des voies
digestives, avec celle des voies respiratoires ou avec la peau,
présente des différences qu'il serait important de connaître.
A ne considérer que la manière dont agissent immédiatement
les métaux sur la sensibilité, la colorification et la circulation
de la peau, puis très-promptement sur le système nerveux et
sur la circulation générale, il y a là des différences bien évi-
dentes entre ce *processus* et celui qu'on observe lorsqu'ils
sont ingérés dans l'estomac.

Je sais bien que quelques médecins n'ont voulu voir, dans
les effets des métaux sur la peau, qu'une action *électrique* ou
magnétique. Mais cette opinion a été réfutée suffisamment par
le docteur Burq, lorsqu'il a montré que les métaux agissaient
encore sensiblement à travers un corps isolant comme la soie,
et qu'ils cessaient d'agir aussitôt qu'on les faisait communi-
quer avec l'un ou l'autre pôle d'une pile, ou lorsqu'on super-
posait, par exemple, une plaque de zinc et une de cuivre.
Quant à l'action *magnétique*, elle n'est pas plus admissible,
puisque, dans des cas où l'acier avait une action très-marquée,
il a suffi d'aimanter les plaques d'acier pour que l'action ces-
sât de se produire. Du reste, si l'état électrique des métaux
déterminait leurs effets pathogénétiques et curatifs, il n'y
aurait pas de différences entre ces effets, pourvu que l'état
électrique fût le même ; et les métaux se diviseraient simple-
ment en deux classes, les *négatifs* et les *positifs*, de sorte que
ceux d'une même classe pourraient être employés indistinctement, ce qui n'est pas.

N'oublions pas toutefois, pour ne rien omettre de ce qui
peut nous éclairer dans cette question, que les métaux qui
produisent le plus souvent des effets ne sont pas des métaux
simples ; le cuivre rouge, le zinc, le fer, l'or et l'argent
vierge, trouvent rarement leur emploi ; au contraire, le

d'une *maladie nerveuse de forme convulsive*, d'une autre affection nerveuse
indéterminée et de crampes dans les membres par l'application de colliers
d'*ambre jaune* autour des membres et surtout autour du cou.

cuivre jaune, mélange de zinc et de cuivre rouge, l'acier, où
le fer se trouve uni au charbon, le melchior, qui se compose
de cuivre rouge, de zinc et de nickel, enfin le métal si compliqué des *cloches*, sont ceux qui sont le plus souvent en rapport avec les sujets. L'électricité pourrait donc jouer là un
rôle, mais tout autre que celui qu'on lui a attribué; elle agirait
peut-être comme favorisant la dissolution des molécules métalliques ou leur absorption par la peau.

M. Burq attribue tous les effets des métaux à une propriété particulière qu'ils auraient d'exciter l'irradiation du
fluide nerveux vers les surfaces de contact, de soutirer ce
fluide, et par là de débarrasser les centres, ou certain point
du système nerveux, des congestions de ce fluide auxquelles
il attribue tous les désordres nerveux de l'hystérie, de l'hypocondrie, et même des névroses les plus limitées. Cette ex-
plication a l'inconvénient de se fonder sur une hypothèse qui,
bien qu'elle puisse être satisfaisante en ce qui touche les questions physiologique et pathologique de l'innervation et de ses
désordres, aurait cependant besoin d'être démontrée préala-
blement. Ensuite, en admettant l'irradiation du fluide nerveux comme fait physiologique et la soustraction de ce fluide
par les métaux, il resterait à expliquer les symptômes primitifs produits par ceux-ci, et pourquoi les métaux, ayant la
propriété de soutirer le fluide par les extrémités des nerfs,
produisent néanmoins des congestions nerveuses vers les centres, quand on en prolonge l'application, et pourquoi, dans
des cas fréquents, les métaux même appropriés, au lieu d'exciter tout d'abord la sensibilité et la force, au lieu d'attirer
par conséquent le fluide nerveux, commencent par produire
l'effet inverse d'une manière très-marquée.

Je reviens à l'expérimentation pure des métaux par les
applications à la peau. C'est une voie, messieurs, que Hahnemann lui-même nous a ouverte lorsqu'il a fait sur les *ai-
mants* les expérimentations qu'il a consignées dans le premier
volume de la *Matière médicale pure*, et lorsque, pour combattre les symptômes trop énergiques d'un *aimant*, il con-
seille d'appliquer pendant une demi-heure une main à plat

sur une large plaque de zinc. Hahnemann n'a pas hésité non plus à consigner parmi les effets purs des médicaments ceux qui avaient été obtenus par le simple contact à la peau, comme on le voit en maint endroit, dans le *rhus toxicod.*, par exemple, et notamment, pour ne pas sortir des métaux, dans l'*arsenic*, le *mercure* et le *fer*.

Je me résume, messieurs, et de tout ce que je viens d'avoir l'honneur de vous exposer, je crois pouvoir tirer les conclusions suivantes, que je soumets à votre appréciation :

1° La sensibilité de la peau et des muqueuses, et la force musculaire subissent, dans un grand nombre d'affections nerveuses, peut-être même dans des affections différentes de celles-là, des modifications qu'il importe de rechercher et de déterminer, parce qu'elles constituent un ensemble de symptômes toujours apparents qui peuvent fournir le moyen d'apprécier les états pathologiques parfois obscurs auxquels elles se rattachent. D'ailleurs, constituant par elles-mêmes un état anormal, elles rentrent de droit dans le domaine de la pathologie ;

2° Ces modifications de la sensibilité et de la motilité, que nous voyons liées à certaines maladies naturelles, doivent se produire également dans les maladies médicinales qui leur ressemblent, comme cela a lieu entre autres dans les intoxications saturnines et mercurielles. De là résulte qu'il serait nécessaire, dans les expérimentations pures, d'interroger la sensibilité et la force musculaire, et de constater les altérations qui peuvent s'y produire, ce qui ne s'est jamais fait jusqu'ici, et constitue une lacune regrettable dans notre matière médicale ;

3° Les métaux appliqués à la peau jouissent de la propriété de ramener au degré normal la sensibilité et la motilité lorsqu'ils sont appropriés au sujet atteint d'analgésie ou d'amyosthénie. Cette propriété ne résulte ni d'une action physique, de l'électricité ou du magnétisme, comme quelques-uns l'ont cru, ni (comme le docteur Burq le présume) d'une propriété particulière aux métaux, d'une sorte de conductibilité à l'égard du fluide nerveux, mais bien d'une action purement médicinale sur l'organisme, action qui ne se manifeste que lorsqu'il y a *similitude* entre les propriétés médicinales du métal et les conditions pathologiques du sujet, et qui appartient par conséquent à la thérapeutique homœopathique;

4° Les métaux non-seulement peuvent, par leur action médicinale, réveiller la sensibilité et la motilité ; mais, par suite de cette même action, ils peuvent aussi produire dans l'organisme une foule de perturbations qui rentrent dans l'histoire de leurs effets primitifs. La matière médicale pure a donc, intérêt à connaître ces perturbations. De là une branche nouvelle de l'expérimentation pure qui sera le complément de l'autre, et qui, si j'en juge par le peu de faits qu'elle a fournis déjà, pourra jeter de vives lumières sur l'étude des médicaments, voire même sur certaines questions de physiologie, entre autres sur l'irradiation du fluide nerveux et sur l'absorption cutanée.

Disons, enfin, que, tant que l'expérimentation pure des divers métaux n'aura pas été faite, l'emploi de ces agents à l'extérieur restera ce qu'il est en ce moment, une médication purement empirique.

Dr J. PERRY.

PARIS. — IMPRIMERIE SCHNEIDER, RUE D'ERFURTH, 1.

www.ingramcontent.com/pod-product-compliance
Ingram Content Group UK Ltd.
Pitfield, Milton Keynes, MK11 3LW, UK
UKHW021201140726
13695UKWH00005B/2257